LOS SUPLEMENTOS PARA LAS ARTICULACIONES

Marta J. Muro

&

Gonzalo Mora

*"Para aquellos inquietos
del conocimiento y del saber"*

El principal motivo que me ha llevado al desarrollo de este libro es la posibilidad de acercar al lector el conocimiento científico de un modo más simple, facilitar su comprensión, y favorecer el desarrollo de criterios propios basados en la evidencia científica.

Este libro plasma un pequeña parte de mi día a día como enfermera experta en cirugía traumatológica y ortopedia, y con formación posterior en nutrición y salud. Apoyada por el pilar fundamental en mi crecimiento profesional, el doctor Gonzalo Mora, y con la simple finalidad de difundir el poder del conocimiento.

INDICE

RESUMEN

La artrosis es una enfermedad con alta prevalencia en la población adulta a partir de los 50 años. En España, la incidencia se sitúa en un 11% lo que supone un importante desembolso en el gasto sanitario. La artrosis, siendo la patología reina en el deterioro articular, provoca cambios estructurales intrarticulares asociados a dolor e inflamación principalmente, y se relacionan con un elevado estado de incapacidad funcional en la población. Una posibilidad de tratamiento para la artrosis es la utilización de suplementos nutricionales y de fármacos condroprotectores.

Hemos realizado una revisión bibliográfica sistemática sobre los suplementos nutricionales y fármacos condroprotectores más utilizados, evaluando la evidencia científica de los mismos y obteniendo resultados poco concluyentes, por lo que consideramos necesarios más estudios para obtener una mayor evidencia sobre el beneficio de la utilización de estos compuestos en el tratamiento de la artrosis.

INTRODUCCIÓN

Con los avances en la medicina moderna se ha mejorado la prevención, el diagnóstico y el tratamiento de muchas enfermedades que en otras épocas suponían un peligro para la vida. Estos avances han hecho que la calidad de vida sea mayor y que la población ahora viva mucho más tiempo. Este aumento de la esperanza de vida ha desencadenado un mayor desarrollo de enfermedades degenerativas, incluyendo la artrosis.

La artrosis es una degeneración progresiva del cartílago hialino de las articulaciones provocada principalmente por procesos inflamatorios. Es una causa importante de dolor crónico, rigidez de las articulaciones e impotencia funcional. Las articulaciones más frecuentes donde localizamos la artrosis son columna cervical y lumbar, rodillas, caderas y dedos de las manos (60).

En España, según el estudio EPISER de la Sociedad Española de Reumatología, la artrosis sintomática de rodilla tiene una prevalencia puntual del 10,2% y la artrosis de mano del 6,2%. Alrededor de la mitad de la población adulta de más de 50 años muestra signos radiológicos de artrosis de rodilla, aunque es más frecuente en mujeres, sobre todo a partir de 55 años (18). La presencia de signos radiológicos de la artrosis no tiene relación directa con la expresión sintomatológica en el paciente, es decir, el diagnóstico de imagen no siempre tiene que ir acompañado por sintomatología de artrosis.

Se estima una incidencia de artrosis en la población española de un 11%, lo que deriva un importante gasto sanitario. Se trata de la enfermedad crónica con mayor causa de incapacidad o invalidez en la población. Según un informe de la OMS del año 1.997 se catalogaba a la artrosis de rodilla como la cuarta causa de discapacidad en mujeres y la octava en hombres, atribuyendo un importantísimo coste anual a esta patología. En el año 1.993 se realizó en España una cuantificación económica general del gasto inducido por la artrosis estimándose en un 4,5% del PIB. (68)

Fisiopatología de la artrosis – Patogenia

Los factores de riesgo de desarrollo de la enfermedad de la artrosis incluyen predisposición genética, edad, sexo, obesidad, traumatismo previo, lesiones previas articulares, alteraciones hormonales, enfermedades inflamatorias articulares (gota, artritis séptica o artritis reumatoide) y otros factores sistémicos (hemofilia, enfermedad de Paget, necrosis avascular, dosis altas corticoides...).

El sello distintivo de la artrosis es un disbalance entre el equilibrio inflamatorio y antiinflamatorio en los condrocitos y en las células sinoviales, con una activación anormal de las cascadas de citoquinas y una sobreproducción de mediadores pro-inflamatorios (34,37,53).

3

Esta situación favorece la alteración en la regulación de las cito-quinas como la interleucina 1 beta (IL- 1ß) y el factor de necrosis tumoral alfa (TNF-α), lo que conduce a una inhibición de la síntesis de colágeno (34,85). A través de la activación de las metaloprotei-nasas de matriz (MMPs), se produce un aumento en la degradación del colágeno con una desequilibrio adicional de mediadores infla-matorios como la Interleucina 8 (IL-8), la interleucina 6 (IL-6), la prostaglandina E2 (PGE2), el óxido nítrico sintetasa inducible (iNOS) y las especies reactivas de oxígeno (ROS), contribuyendo así a la inflamación sinovial (34,37,48,53). **Tabla 1**

Finalmente, el círculo vicioso de la inflamación que permanece en el espacio articular durante un largo tiempo favorece la destruc-ción de los condrocitos y suprime su regeneración, produciendo así una pérdida de cartílago.

FACTORES DE RIESGO
- Edad
- Sexo
- Hereditario
- Hormonal
- Obesidad
- Traumatismo
- Enfermedades inflamatorias articulares
- Lesiones previas

activación

Alt. reguladores citoquinas

MMPs

IL – 1ß   TNF - α

- IL – 8
- IL – 6
- PGE2
- iNOS
- ROS

Desequilibrio Inflamatorio

Inhibición colágeno
+
Inflamación tejido sinovial

Degradación articular

ARTROSIS

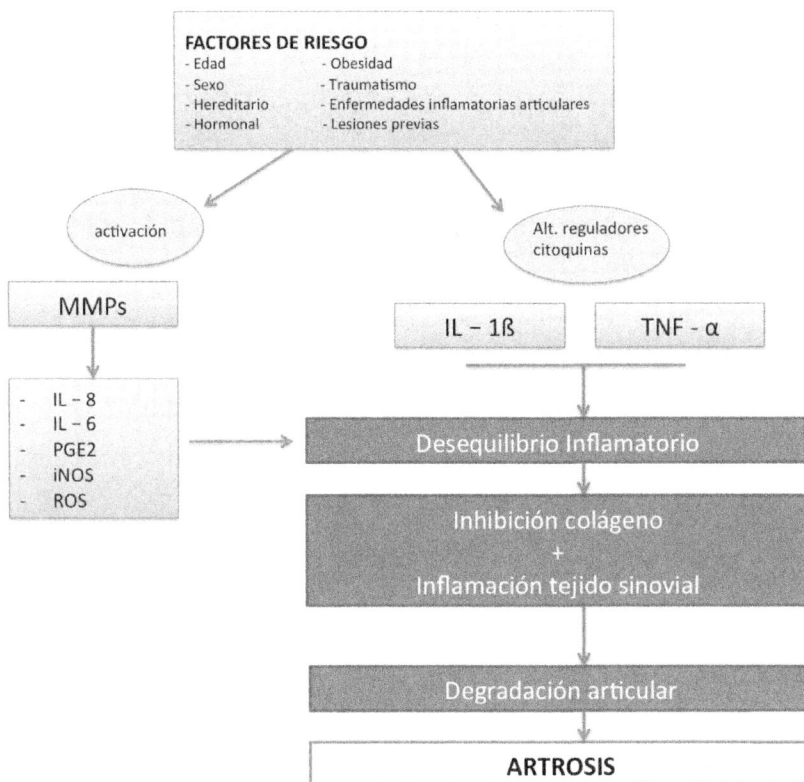

Tabla 1. Fisiopatología de la artrosis

Tratamientos

Existen diversos tratamientos para la artrosis dependiendo del grado de afectación de la articulación a tratar. Dichos tratamientos abarcan desde los tratamientos conservadores y menos invasivos para la articulación hasta los más invasivos (cirugía en sus diferentes opciones). *Tabla 2*

Dentro de los tratamientos conservadores, como primeras medidas no farmacológicas, y siempre adaptándolos a las características individuales, podemos encontrar:

- Realización de la actividad y ejercicio físico habitual.
- Mantenimiento de un peso corporal normal. Tener un índice de masa corporal (IMC) entre valores 18,5 - 24,99.
- Alimentación y nutrición variada, equilibrada y moderada.
- Tratamientos con fisioterapia.
- Suplementos alimentarios (cúrcuma, vitamina D, ácidos grasos poliinsaturados - omega 3, magnesio)

El segundo escalón de los tratamientos conservadores son las medidas farmacológicas, que a su vez pueden ser mediante medicación oral o inyectable.

En cuanto a medicación oral:

- *Analgésicos.* Los más comunes son paracetamol, metamizol y ketorolaco.
- *Antiinflamatorios no esteroideos (AINEs).* Los más utilizados a nivel articular son los AINEs inhibidores selectivos COX-2

(celecoxib, etericoxib...), AINEs fenilacéticos (diclofenaco, aceclofenaco...), AINEs propiónicos (ibuprofeno, naproxeno...)

- *Opioides.* Los más comunes son el tramadol y el fentanilo (en parches).
- *Corticoides.* Los más comunes son la betametasona, dexametasona y la prednisona.
- *Condroprotectores.* Los más utilizados son el colágeno hidrolizado, el condroitín sulfato, el sulfato de glucosamina y el ácido hialurónico oral.

En cuanto a medicación inyectable:

- **Ácido hialurónico** en preparaciones inyectables intrarticulares. Utilizado de forma intrarticular como viscosuplementación, además de favorecer la producción endógena de hialurónico.
- **Plasma rico en plaquetas** o también llamado PRP es un producto biológico autólogo, que se obtiene de la propia sangre del paciente, tomando una muestra por una punción venosa, que posteriormente se centrifuga para separar los distintos componentes (glóbulos blancos, glóbulos rojos, plaquetas y plasma). Una porción de dicho centrifugado se selecciona y es el que forma el plasma rico en plaquetas. Estas células poseen gránulos con un gran número de sustancias llamadas "factores de crecimiento" que promueven la migración y división celular. Estos factores, presentes en las plaquetas y en el plasma sanguíneo, tienen el potencial de estimular la respuesta reparativa de los tejidos dañados.

- ***Concentrado de citoquinas***. Proceso similar a la obtención de PRP, realizando una selección de las citoquinas, tras la activación de la cascada de coagulación entre los factores de crecimiento del plasma y de las plaquetas. Su finalidad es antiinflamatoria principalmente.

- ***Células madre mesenquimales*** también conocidas como células madre estromales o MSCs (*mesenchymal stem cells*), que son obtenidas del tejido adiposo o de la médula ósea mediante concentrado o cultivo. La inyección de células madre mesenquimales tienen la capacidad de regeneración de tejidos óseos, musculares y tendinosos, y una gran potencia antinflamatoria a nivel intraarticular.

Los tratamientos invasivos son aquellos que modifican la estructura articular. Consisten en realizar cambios quirúrgicos en las articulaciones. Se trata del último escalón del tratamiento de la artrosis y se consideran un tratamiento irreversible. Los tratamientos invasivos son:

- Lavado artroscópico o *"Toillete"*. Realización artroscópica de un lavado articular con suero fisiológico y la extirpación de tejido inflamatorio. Indicado para la eliminación de inflamación del tejido sinovial (sinovitis) crónico y para el lavado articular de cuerpos libres y fragmentos de cartílago.

- Osteotomías correctoras. Supone la realización de cortes a nivel óseo que permiten un cambio en la alineación de la extremidad, disminuyendo el sufrimiento articular o la sobrecarga de la zona lesionada.

- Artroplastias o prótesis articulares. Supone la sustitución de la articulación por componentes protésicos de diversos materiales (metal, polietileno, cerámica, etc..).

Es importante conocer que la indicación del tratamiento determinado corresponde a un médico debidamente formado en el tratamiento de la artrosis.

TRATAMIENTOS DE LA ARTROSIS			
TRATAMIENTO NO INVASIVO	MEDIDAS NO FARMACOLÓGICAS		FISIOTERAPIA
			EJERCICIO FÍSICO
			PÉRIDA DE PESO
			ALIMENTACIÓN Y NUTRICIÓN EQUILIBRADA
			SUPLEMENTOS ALIMENTARIOS (Cúrcuma, Vitamina D, Acidos Grasos Poliinsaturados (omega 3), Magnesio...)
	MEDIDAS FARMACOLÓGICAS	ORAL	ANALGÉSICOS
			ANTIINFLAMATORIOS (AINES, Inhib. COX2)
			OPIOIDES
			CORTICOIDES
			CONDROPROTECTORES (Colágeno hidrolizado, Condroitín sulfato, Sulfato de glucosamina, Ácido hialurónico)
		INYECTABLE	ÁCIDO HIALURÓNICO
			PLASMA RICO EN PLAQUETAS
			CONCENTRADO CITOQUINAS
			CÉLULAS MADRE MESENQUIMALES
TRATAMIENTOS INVASIVOS			LAVADO ARTROSCÓPICO o TOILETTE
			OSTEOTOMÍA CORRECTORAS
			ARTROPLASTIAS O PRÓTESIS ARTICULARES

OBJETIVO

Evaluar si existe una evidencia científica que justifique el empleo de suplementos alimenticios y fármacos condroprotectores en el tratamiento de la artrosis.

MATERIAL Y MÉTODOS

La justificación de los suplementos y fármacos elegidos se basa en la mayor utilización y prescripción de los mismos en el tratamiento de lesiones articulares en la práctica diaria. Se han seleccionado un número limitado de compuestos a estudiar que son: condroitín sulfato, sulfato de glucosamina, ácido hialurónico (vía oral), colágeno hidrolizado, cúrcuma, vitamina D, aceites de pescado (Omega 3) y magnesio.

La metodología utilizada ha consistido en la búsqueda sistemática de artículos y estudios científicos relacionados con cada componente estudiado, utilizando las bases de datos científicas de PubMed y Google Académico, y seleccionando aquellos artículos o revisiones más recientes. Posteriormente, se ha procedido a la selección de aquellos que tuvieran relación con la patología y los mecanismos de acción de la artrosis.

Niveles de evidencia científica

Antes de comenzar a estudiar cada compuesto, debemos unificar criterios de clasificación de los estudios seleccionados y la evidencia científica de cada uno. La clasificación comprenderá desde la A como mayor grado de evidencia científica, hasta la D como escasez de evidencia científica.

La clasificación es el siguiente:

- A – Existe gran evidencia científica reciente. Realmente puedes confirmar que es cierto.
- B – Existe bastante evidencia, pero es necesario continuar estudiándolo.
- C – Existe evidencia, pero no toda con evidencia concluyente.
- D – La evidencia es escasa y no esta claramente sustentada.

RESULTADOS

CONDROITIN SULFATO

El condroitín sulfato, o también llamado sulfato de condroitina, está compuesto por una cadena de polisacáridos que se encuentran normalmente asociados a proteínas, constituyendo así moléculas de glicosaminoglicanos (GAG). Se trata de un importante componente de la mayoría de los tejidos de los vertebrados. Están presentes principalmente en la matriz extracelular que rodea a las células y es más abundante, por tanto, en los tejidos con una gran matriz extracelular como los tejidos conjuntivos del organismo (cartílago, piel, vasos sanguíneos, ligamentos y tendones).

Esencialmente, los GAG del cartílago se constituyen en agregados de alto peso molecular denominados proteoglicanos.

Los proteoglicanos aportan al cartílago propiedades mecánicas y elásticas. Gracias a la propiedad de retención de agua, los proteoglicanos permiten que el cartílago articular se estire cuando se encuentra sometido a fuerza mecánica. Así, el cartílago articular constituye una superficie fuerte y elástica como soporte de la carga mecánica. Estas características son dependientes de la integridad de la red de colágeno y de la retención, dentro de esta red, de una elevada concentración de proteoglicanos.

En las enfermedades articulares degenerativas, tales como la artrosis, se produce un deterioro y una pérdida de la estructura del cartílago articular. Una fase clave en el proceso degenerativo artrósico es la pérdida de proteoglicanos del cartílago y la exposición de su red de colágeno a un mal funcionamiento mecánico.

Mecanismo de acción

Existen varios mecanismos de acción que explican el empleo del condroitín sulfato en la artrosis. Los mecanismos de acción se sitúan en tres niveles:

1. A nivel del cartílago, favorece la síntesis de proteoglicanos, ácido hialurónico y colágeno tipo II. Además, disminuyen la actividad catabólica de los condrocitos inhibiendo algunas enzimas proteolíticas, disminuyendo la formación de otras sustancias que dañan el cartílago (óxido nítrico y radicales libres) y reduciendo la actividad de apoptosis. También se le atribuye una actividad antiinflamatoria a nivel de los componentes celulares de la inflamación (TNF-α, IL-1β, COX-2, PGE2, NF-kβ). (48)
2. A nivel de la membrana sinovial, el condroitín sulfato actúa estimulando la síntesis de ácido hialurónico, y reduciendo la inflamación y el derrame articular. (57)
3. A nivel del hueso subcondral, contrarresta el desequilibrio óseo ocurrido en el hueso subcondral artrósico. (67)

Posología

La dosis recomendada de Condroitín sulfato es de 800 mg/día durante al menos 3 meses y con descansos de dos meses. No obstante, en pacientes con sintomatología inflamatoria importante, podrá iniciarse el tratamiento con una dosis de 1.200 mg (3 cápsulas al día en una sola toma o en dos tomas) durante las primeras 4 ó 6 semanas, para seguir con 800 mg hasta completar el período de administración de al menos 3 meses. El Condroitín sulfato se administrará como mínimo durante 3 meses, tras los cuales se realizará un período de descanso de 2 meses, para posteriormente volver a reiniciar el tratamiento siguiendo el mismo ciclo (79,86,98). La presentación farmacológica es variable, en forma de cápsulas, tabletas y en polvo.

Evidencia científica

Inflamación (Nivel de evidencia - B). El estudio de *Pelletier y cols.* (80) demostró, por primera vez, en un ensayo controlado aleatorio de 2 años, cuantificando imágenes de resonancia magnética, la superioridad del condroitín sulfato (CS) sobre el celecoxib en la reducción de pérdida de volumen de cartílago en pacientes con artrosis de rodilla. Se demostró también la reducción de algunos factores pro-inflamatorios y catabólicos (92,94)

Dolor (Nivel de evidencia - B). Una revisión *Cochrane y cols.* en 2015 concluyó que CS, solo o en combinación con glucosamina, tiene un efecto beneficioso sobre el dolor y la disminución del espacio articular en pacientes con artrosis de rodilla (91). Cabe destacar que diferentes fuentes de CS con composición y pureza variables han sido utilizadas en estos estudios, lo que puede explicar cierta heterogeneidad de los resultados (61).

<u>Disminución del espacio articular (Nivel de evidencia - B)</u>. Los ensayos controlados aleatorios que utilizan preparaciones de CS han demostrado que una pauta de 800 mg/día como tratamiento redujo significativamente la disminución del espacio articular evaluada mediante radiografía, y la disminución de la pérdida de volumen de cartílago controlada por resonancia magnética.

En los tejidos articulares con artrosis, el condroitín sulfato se ha demostrado eficaz en (92,94):

- La modificación del proceso de muerte celular (apoptosis) de los condrocitos.
- La mejora en el balance anabólico/catabólico de la matriz extracelular del cartílago.
- En la reducción de algunos factores pro-inflamatorios y catabólicos
- En la reducción de la destrucción del hueso subcondral

Estos hallazgos sustentan el mecanismo de acción del condroitín sulfato en la reducción del avance de la artrosis, aunque sigue siendo necesario continuar realizando estudios para encontrar una mayor evidencia.

SULFATO DE GLUCOSAMINA

La glucosamina es un amino-azúcar que actúa asociándose a proteínas y lípidos. La glucosamina forma parte de los denominados glicosaminoglicanos (GAG) y los proteoglicanos. Se obtiene principalmente en la cáscara o exoesqueleto de los artrópodos y en la pared celular de los hongos. A nivel de nuestro organismo, la glucosamina se encuentra principalmente en el cartílago y está formado por la combinación de glucosa y glutamina. Estas sustancias presentes en el cartílago tienen la capacidad de atraer y retener el agua en el cartílago de tal forma que, ante un impacto, adsorbe la fuerza y la distribuye las cargas de forma más eficaz para proteger las articulaciones. La glucosamina la encontramos, habitualmente en forma de sulfato de Glucosamina o clorhidrato.

Mecanismo de acción

Los mecanismos de acción que explican el empleo de la glucosamina en la artrosis son:

1. Su potencial para ejercer una acción condroprotectora sobre la artrosis mediante la inhibición de la degradación del colágeno tipo II.
2. La mejora de la síntesis de colágeno tipo II en el cartílago articular (70)

Posología

Las dosis del sulfato de glucosamina varían entre 300 - 500 mg unas tres veces al día, para una dosis diaria total de 900 - 1.500 mg. Los beneficios de la glucosamina son dependientes de la dosis, y los estudios usan hasta 2.000-3.000 mg al día, tomadas en varias dosis. La presentación farmacológica es variable, en forma de cápsulas, tabletas, líquido y en polvo.

Evidencia científica

Síntomas de Artrosis (Nivel de evidencia - B). Parece haber una pequeña disminución de los síntomas de la artrosis asociados con la toma de glucosamina (como sulfato, no clorhidrato) (23,100). A pesar de que generalmente la glucosamina supera al placebo en los meta-análisis se precisarían mas estudios para poder corroborar de manera adecuada estos hallazgos. La disminución de los síntomas es algo menor que el paracetamol (38).

Dolor (Nivel de evidencia - B). El alivio del dolor proporcionado por la glucosamina es también significativo. En un análisis de a doble ciego, el sulfato de Glucosamina por vía oral (1.5 g/día) se comparó con el ibuprofeno (1.2 g/día) para el alivio del dolor articular en la artrosis y ha demostrado ser igualmente eficaz (82). En otro estudio la suplementación de glucosamina puede proporcionar cierto grado de alivio del dolor y mejorar la función en las personas que experimentan dolor regular de la rodilla, ya sea por inflamación del cartílago y/o artrosis. Las tendencias en los resultados también sugieren que, a una dosis de 2.000 mg por día, la mayoría de las mejoras están presentes después de ocho semanas (13).

ASOCIACION DE CONDROITIN SULFATO + SULFATO DE GLUCOSAMINA

La asociación de condroitín sulfato y el sulfato de glucosamina es una combinación muy frecuente en el tratamiento de la sintomatología de la artrosis.

Mecanismo de acción

Los mecanismos de acción son la combinación de ambos compuestos, del mecanismo de acción del condroitín sulfato y del mecanismo de acción del sulfato de glucosamina.

Posología

Las dosis estipuladas en la combinación de condroitín sulfato y sulfato de glucosamina es de 800mg y 1500mg al día respectivamente durante al menos 6 meses. La presentación farmacológica es variable, en forma de cápsulas, tabletas y en polvo.

Evidencia científica

Síntomas de la artrosis (Nivel de evidencia C). La asociación de condroitín sulfato y el sulfato de glucosamina protege contra la degeneración del cartílago y reduce los niveles de mediadores inflamatorios como la IL-1β y el TNF-α en la articulación afectada. Además, dicha combinación disminuye significativamente los biomarcadores séricos de la inflamación y la degradación del cartílago y el hueso, incluyendo la metaloproteinasa 3 de la matriz extracelularcelular (MMPs-3) y el telopéptido C del colágeno tipo II. Sin embargo, no está demostrada la mejoría microestructural a nivel óseo y se necesitarían más estudios al respecto para avalarlo (95).

En un estudio publicado en la prestigiosa revista médica *Annual of Rheumatology*, en 2014, se concluye que el tratamiento combinado de condroitín sulfato y sulfato de glucosamina, reduce significativamente la progresión del deterioro del cartílago articular en pacientes con artrosis de rodilla tras dos años de tratamiento (29).

En un estudio de *Hochberg y cols.*, en 2015, la combinación de condroitín sulfato y glucosamina mostró una eficacia comparable al Celecoxib en la reducción del dolor, la rigidez, la limitación funcional y la inflamación y el derrame de la articulación después de 6 meses en pacientes con artrosis dolorosa de rodilla. (41)

En el estudio de *Reginster*, en 2014, este autor obtuvo la conclusión de que el uso conjuntamente de sulfato de glucosamina y condroitín sulfato no parece aliviar los síntomas ni modificar la progresión de la enfermedad entre los pacientes con artrosis de rodilla radiográficamente confirmada. Dichos hallazgos están basados en los resultados de los metaanálisis de ensayos clínicos previos y permiten extender esos resultados a una población más general con artrosis de rodilla (83).

<u>Dolor (Nivel de evidencia C)</u>. La glucosamina y el sulfato de condroitina, solos o en combinación, no redujeron eficazmente el dolor en el grupo total de pacientes con artrosis de la rodilla (15). Los análisis estudiados sugieren que la combinación de glucosamina y sulfato de condroitina puede ser eficaz en el subgrupo de pacientes con dolor moderado a severo en la rodilla (23)

En un estudio realizado en EE.UU por *Sawitzke y cols.*, en 2010, un total de 662 pacientes con artrosis de rodilla recibieron un tratamiento aleatorizado: glucosamina 500 mg tres veces al día, CS 400 mg tres veces al día, la combinación de glucosamina y CS, Celecoxib 200 mg al día o placebo durante 24 meses. Concluyeron que ninguno de los tratamientos alcanzó una diferencia clínicamente significativa respecto al dolor o la funcionalidad articular (utilizando la valoración mediante la escala WOMAC) en comparación al placebo (88).

La glucosamina y el condroitín sulfato son suplementos nutricionales que en los últimos años han adquirido un amplio uso como opciones de tratamiento para la artrosis. Teórica o potencialmente, actúan como condroprotectores ofreciendo no sólo un alivio sintomático, sino que también modificarían la evolución natural de la artrosis. Sin embargo, aunque muchos estudios han demostrado un efecto significativo del tratamiento, acompañados de una notable seguridad sobre ello, todavía hoy existe gran controversia sobre su eficacia relativa comparada con el placebo u otros tratamientos. En este sentido, el Colegio Americano de Reumatología dentro de sus recomendaciones para el tratamiento inicial de la artrosis, ha eliminado el uso de estos compuestos, y por tanto, no recomienda la glucosamina o la condroitina en los pacientes con artrosis.

ACIDO HIALURONICO (vía oral)

El ácido hialurónico (HA) es un polisacárido de la familia de los glucosaminoglicanos (GAG) con enlaces β, que aporta una función estructural en nuestro organismo. De textura viscosa, está presente en el líquido sinovial de las articulaciones, el humor vítreo de los ojos y el tejido conjuntivo de numerosos organismos. Es un importante glicosoaminoglicano en la homeostasis articular y en los seres humanos destaca su concentración en las articulaciones, los cartílagos y la piel. Presenta la propiedad de retener grandes cantidades de agua y de adoptar una conformación extendida en disolución, lo que le confiere sus propiedades de lubricación y amortiguación en las articulaciones.

Además, en la farmacopea de numerosos países se utiliza como cicatrizante de heridas y úlceras de decúbito en forma de aplicación tópica.

En medicina su utilización más habitual es como material de relleno en cirugía y odontología estética, como suplemento nutricional para las articulaciones en tratamientos por dolores en las mismas o con artrosis, y para mejorar las características de la piel y del tejido conjuntivo.

Mecanismo de acción

El mecanismo de acción principal del ácido hialurónico en las articulaciones en formato inyectable es la viscosuplementación. De esta forma, se promueve la producción endógena de hialurónico, con el objetivo de evitar la fricción articular excesiva, además de disminuir la inflamación y la destrucción de las articulaciones en personas con artrosis grado I-II (según la escala de valoración de la artrosis de Kellgren y Lawrence). De esta forma, favorece la mejora del dolor y la rigidez articular de los pacientes con artrosis.

En cuanto al mecanismo de acción del ácido hialurónico en su formato vía oral se considera que la absorción de dicho polisacárido es difícil por nuestro organismo. Así, el ácido hialurónico no se absorbe en el cuerpo después de la ingestión como un polímero de alto peso molecular. Como prueba de ello, un estudio con modelos de células de epitelios intestinales (células Caco-2) reveló que el HA con un alto peso molecular rara vez se absorbe. Por el contrario, la cantidad de HA absorbida por las células Caco-2 aumenta a medida que el peso molecular de HA disminuye (40).

Sin embargo, *Kurihara y cols.* informaron de que el HA es descompuesto por bacterias entéricas en 2-6 fragmentos de polisacáridos, y éstos son parcialmente absorbidos y asimilados por el intestino delgado (55). Tras dicha descomposición del HA en bajo peso molecular y posterior asimilación intestinal, se sabe que los polisacáridos libres migran hacia las articulaciones y otros tejidos (44).

Por tanto, algunos estudios sugieren que el HA es absorbido por el organismo. Sin embargo, se necesitan más estudios para esclarecer los mecanismos de absorción y asimilación del mismo y el posible efecto analgésico en la artrosis.

Posología

La ingesta recomendada de HA difiere, según autores, entre 48-240 mg/día durante 2 semanas a 12 meses. *Hatayama y cols.* utilizan dosis de 60mg/día (36). *Sato y cols.* se basan en 200mg/día (87). *Jensen y cols.* aportan a los sujetos dosis de 225mg/día (45). *Möller y cols.* suplementan con 48mg/día (66). Y, *Nelson y cols.* usan una dosis de 56mg/día (73).

En nuestra revisión (36,45,66,73,87) hemos observado que la ingesta de HA por vía oral de forma aislada es menos estudiada que en combinación con otros compuestos (sulfato de glucosamina, condroitín sulfato...). Por lo que se necesitan más estudios para aclarar la dosis mínima efectiva y el período mínimo de consumo de HA para alcanzar el efecto.

Evidencia científica

Dolor (evidencia científica C). Se han obtenido resultados que han demostrado que la administración oral de ácido hialurónico puede tener efectos terapéuticos beneficiosos en pacientes con artrosis temprana reduciendo significativamente el dolor. El estudio de *Ricci M. y cols.* determina una asociación entre la toma de ácido hialurónico y la mejora del dolor en pacientes con artrosis. Sin embargo, encuentra limitaciones en el estudio y resultados dispares en los dos grupos de población estudiados (menos de 60 años y más de 60 años) que no muestran una evidencia clara del estudio (84).

En un estudio de *Gallucio F y cols.* utilizaron fármacos SYSADOA (*Symptomatic slow-acting drugs in osteoarthritis*), que son fármacos capaces de modificar lentamente los síntomas de la artrosis de manera independiente a los antiinflamatorios no esteroideos, analgésicos u otras opciones terapéuticas. Dichos SYSADOA estaban compuestos por una combinación de ácido hialurónico, condroitín sulfato y matriz de queratina. En dicho estudio se observó que a los 2 meses del comienzo, hubo una reducción media del porcentaje de la escala de valoración de la artrosis (WOMAC) de un 36%. Por tanto, estos datos demuestran que los fármacos SYSADOA tienen una acción rápida en la reducción del dolor, la mejora de la función articular y la rigidez en la artrosis de rodilla sintomática temprana. (31)

Hatayama y cols. en un estudio de doble ciego donde trataron a 24 pacientes japoneses con dolor crónico de rodilla, con un compuesto que contiene HA a una dosis de 1800 mg/día (contenido de HA, 60 mg/día) o un placebo durante 2 semanas. El grupo de HA mostró una mejora significativa en el dolor de rodilla en comparación con el grupo placebo (36).

Sato y cols. realizaron un estudio en el que se administró a 37 estadounidenses con artrosis de rodilla, un compuesto de HA por vía oral (200 mg/día) y un placebo durante 8 semanas. Se obtuvieron resultados positivos de mejora sintomatológica de la artrosis basadas en la escala WOMAC y la actividad de la vida diaria en el grupo al que se le administró HA comparado con el grupo placebo (87).

En 2015, *Jensen y cols.* realizaron un estudio en el que se administró una mezcla líquida de HA y un placebo durante 4 semanas a pacientes con artrosis de rodilla. Durante las primeras 2 semanas, la mezcla de HA se administró a 45 ml/día (contenido de HA, 225 mg/día) y las 2 semanas siguientes se administró a 30 ml/día (contenido de HA, 150 mg/día). Los resultados observados fueron una mejora significativa del dolor articular de rodilla en el grupo HA en comparación al grupo placebo (45).

Inflamación (Evidencia científica C). *Möller y cols.* realizaron un estudio de cohortes retrospectivo en España en el que se comparó un compuesto de HA con el fármaco analgésico paracetamol. Sesenta y nueve pacientes con artrosis de rodilla y sinovitis recibieron un compuesto que contenía HA, con dosis de 80 mg/día (contenido de HA, 48 mg/día) o Paracetamol durante 6 meses. La ecografía demostró que el curso de sinovitis en el receso suprapatelar se redujo significativamente en el grupo HA comparado con el grupo paracetamol, y el número de casos graves de derrame sinovial se redujo significativamente en el grupo HA comparado con el grupo paracetamol (66).

En 2015, *Nelson y cols.* trataron a 40 pacientes con artrosis de rodilla con una mezcla oral de HA a 80 mg/día (contenido de HA, 56 mg/día) o placebo durante 3 meses. Se observaron mejoras de dolor significativas en el grupo de HA en comparación con el grupo placebo, mediante medición de escalas VAS y WOMAC. Además, un análisis del suero y del líquido sinovial demostró que los niveles de citoquinas inflamatorias aumentaron significativamente en el grupo placebo y disminuyeron significativamente en el grupo HA. En dicho análisis demostraron que la ingesta oral de HA es útil especialmente en pacientes obesos para tratar a la artrosis (73).

Tras la revisión de los estudios observamos que existe pocos estudios y evidencia científica del ácido hialurónico en su forma de administración oral. Además, son escasos los estudios que realizan la investigación del ácido hialurónico de forma aislada, existiendo una mayor evidencia en la aplicación en modo de inyección intra-articular.

COLAGENO HIDROLIZADO

El colágeno hidrolizado (CH) está compuesto por una mezcla de aminoácidos, péptidos y polipéptidos con alto peso molecular que muestra bioactividad a nivel del cartílago articular. De forma habitual, es utilizado como "regenerador tisular" ya que incrementa la síntesis de macromoléculas en la matriz extracelular del cartílago. El colágeno hidrolizado para administración por vía oral se obtiene principalmente de las ovejas (tejido bovino) y las medusas.

El colágeno es una parte estructural fundamental de los tejidos del sistema locomotor, especialmente los elementos de la articulación (cartílagos, ligamentos y tendones) y del sistema de protección tales como la piel y las fascias. Las proteínas de colágeno aportan forma, resistencia, flexibilidad y grosor a los tejidos en los que está presente. Para que el colágeno nativo pase a ser un nutriente proteico asimilable es necesario someterlo a un proceso denominado hidrolización.

Mecanismo de acción

Los estudios sobre cultivos de condrocitos animales y humanos muestran que la presencia de CH estimula la síntesis de colágeno tipo II, de proteoglicanos y ácido hialurónico como componentes de la matriz extracelular (67).

Oesser y cols. observaron, mediante cultivos de condrocitos articulares bovinos, que la ingesta de colágeno hidrolizado tipo I favorecía la capacidad de estimular la síntesis de proteoglicanos y colágeno en ovejas sanas (76).

Posología

Los estudios demuestran que la dosis de 10 gramos de colágeno hidrolizado al día durante 6 meses, es la indicada para conseguir un alivio de los síntomas de artrosis (9,22,69). La presentación del compuesto puede ser variable, pudiendo conseguirlo en formato líquido o en polvo.

Evidencia científica

Dolor (Evidencia científica B). Los estudios con diferentes preparaciones de colágeno hidrolizado mostraron un alivio de los síntomas de la artrosis, estableciendo una relación entre los efectos de los compuestos hidrolizados de colágeno y la mejora de la función articular y la reducción del dolor (8,22,69).

El panel de la Autoridad Europea de Seguridad Alimentaria (EFSA) sobre productos dietéticos, nutrición y alergias ha concluido recientemente que hasta el momento no se ha demostrado ninguna relación de causa-efecto entre el mantenimiento de las articulaciones y el uso de hidrolizados de colágeno (28).

En un estudio comparativo de *Trč T y cols.* sobre un compuesto de colágeno hidrolizado (Colatech®) y el sulfato de glucosamina, este último demostró ser eficiente para mejorar el estado clínico en pacientes con artrosis de rodilla favoreciendo así, una mejoría significativa del dolor, un estado funcional de las articulaciones y una mejor calidad de vida. Se demostró clínicamente una mejor eficacia que el sulfato de glucosamina después de 2, 4, 8 y 12 semanas de tratamiento. El Colatech® aportó mayor rapidez de alivio de sintomatología, considerándolo como una alternativa interesante, adecuada y ventajosa y desempeñar un papel importante en el manejo de artrosis rodilla (96).

Fuerza muscular (Evidencia científica C). El estudio de *Zdzieblik y cols.* ha demostrado que la combinación de ejercicio de resistencia y suplementos de colágeno hidrolizado da lugar a una mejora más destacada de la constitución corporal, debido a un aumento significativo de la masa muscular y disminución de la masa grasa, en comparación con un placebo. Además, la fuerza muscular en dichos sujetos mejoró significativamente después de la ingesta de péptidos de colágeno en comparación con los sujetos que recibieron el programa de entrenamiento y el placebo (102).

La bibliografía científica encontrada sobre el efecto condroprotector del colágeno hidrolizado es escasa. Además, se observa que dicho compuesto no se ha sometido a suficientes estudios como para constatar una evidencia científica.

CURCUMINA

La curcumina es un colorante natural procedente de la Cúrcuma longa, especia obtenida del rizoma de la planta del mismo nombre cultivada principalmente en la India y en otros países orientales. La Cúrcuma Longa es una planta herbácea de la familia Zingibera-ceae (familia del jengibre). Se ha utilizado como condimento en muchas cocinas étnicas en varios países, como Bangladesh, India y Pakistán, y durante mucho tiempo como tratamiento anti-inflamatorio en los medicamentos tradicionales chinos y ayurvédi-cos (medicina hindú). En concreto la especie más utilizada para buscar ese efecto anti-inflamatorio es la Cúrcuma longa. Se conoce comúnmente como cúrcuma.

Mecanismo de acción

Existen varios mecanismos de acción que explican el empleo de la cúrcuma en la artrosis:

- Las citoquinas pro-inflamatorias como la IL-1β y el TNF-α desempeñan un papel clave en la patogénesis de la artrosis. La curcumina tiene potencial nutricional como un agente antiinflamatorio de origen natural para tratar la artrosis mediante la supresión de las vías de señalización catabólicas de IL-1β / TNF- α mediadas por NF-kβ (factor de transcripción) en condrocitos (21).

- Se sabe también que la curcumina inhibe la inducción de la ciclooxigenasa-2 (COX-2) en varias líneas celulares gastrointestinales (22).

- Además, la cúrcuma puede interferir con la actividad del factor de transcripción NF-kβ, que ha sido ligado a través de múltiples estudios científicos, a diversas enfermedades inflamatorias (19, 20).

Hay varias maneras de complementar la curcumina. La propia molécula tiene poca biodisponibilidad en el organismo, pero existen diversas formas de favorecer su absorción. Los métodos más comunes y probados incluyen el empleo de fosfolípidos (formando fitosomas junto a la curcumina) y el emparejamiento de la curcumina con extracto de pimienta negra o bioperina.

Posología

Cuando se toma la curcumina como un fitosoma, la dosis es de 200 mg de curcumina dos veces al día, con las comidas. Si el dolor articular persiste, esta dosis puede ser aumentada hasta 500 mg, tomado dos veces al día para una dosis diaria total de 1.000 mg (5).

Cuando se asocia la curcumina a la pimienta negra, las dosis indicadas son de 500 mg de curcumina con 20 mg de piperina (un compuesto de pimienta negra) con frecuencia de tres veces al día, y tomada junto con las comidas.

Evidencia científica

<u>Inflamación (Nivel de evidencia - B)</u>. La ingesta de curcumina se asocia con patologías o cuadros clínicos donde predomina el componente inflamatorio. Los estudios establecen una evidencia de nivel tipo B entre la ingesta de curcumina y el efecto antiinflamatorio. Además, la curcumina puede inhibir las enzimas COX (ciclooxigenasa) y reducir la inflamación en la articulación (22).

En el estudio de *Daily JW y Yang M* se observa que la ingesta durante 8-12 semanas de 1000 mg/día de curcumina pueden reducir los síntomas de la artrosis, principalmente dolor y síntomas relacionados con la inflamación. Además, la curcumina puede obtener efectos analgésicos y antiinflamatorios articulares de forma similar a los obtenidos por la ingesta de ibuprofeno y diclofenaco (5).

El estudio de *Madhu y cols.* tuvo cuatro grupos de estudio a los que se administró placebo, cúrcuma, sulfato de condroitina y cúrcuma más sulfato de condroitina. Tanto la cúrcuma como el sulfato de condroitina proporcionaron beneficios significativos (valoración mediante las escalas VAS y WOMAC), aportando la cúrcuma un rendimiento significativamente mejor. Sin embargo, la combinación de cúrcuma y condroitina no aportó ningún beneficio adicional. Además, dicho estudio demostró potentes beneficios antiinflamatorios y/o analgésicos para los componentes de cúrcuma distintos de la curcumina (81).

<u>Dolor (Nivel de evidencia - B)</u>. En pacientes sometidos a diversas cirugías se observa que en el postoperatorio inmediato existe una posible disminución del dolor con la ingesta de la curcumina en

dosis más altas (400-500 mg) (1). También, se establece esta mejora sintomatológica en personas con dolor artrósico (81). Incluso en un estudio se observa un efecto analgésico comparable de la curcumina al paracetamol de 2 gramos (26).

En el estudio de *Laakhan y cols.* examinaron que los extractos de cúrcuma y alimentos de la familia Zingiberaceae (a la que pertenece la *Cúrcuma longa*) son agentes analgésicos clínicamente eficaces. Además, muestran un perfil de seguridad mayor que el de los antiinflamatorios no esteroideos. Por otra parte, se ha de tener en cuenta que tanto los fármacos antiinflamatorios no esteroideos como los alimentos de la Zingiberaceae se han asociado con un mayor riesgo de hemorragia (58).

En el estudio de *Belcaro y cols.* concluyeron que la cúrcuma, dosificada a 1.000 mg de MERIVA (fitosoma compuesto de curcumina asociada a fosfatidilcolina) administrada en dos dosis divididas de 500 mg, fue segura y eficaz durante un período de 8 meses para aliviar los síntomas clínicos y bioquímicos de la artrosis en una población de mediana edad (43 años) en pacientes sintomáticos. También se observaron reducciones en IL-6 (27%), IL-1b (65%) y factores de adhesión celular (6).

Síntomas de la artrosis (Nivel de evidencia - C). Parece haber reducciones significativas en los síntomas de la artrosis y se observa una disminución sintomatológica tras ocho meses de suplementación. Esta relación causa-efecto incluso ha alcanzando el 41% de mejoría de síntomas del la artrosis respecto a la media establecida (7).

En el estudio de *Koptniratsaikul y cols.* los autores concluyen que 2 gramos al día de extracto de cúrcuma tiene un efecto igual al ibuprofeno en el tratamiento de la artrosis de rodilla (52).

En la revisión bibliográfica realizada por *Chin KY y cols.* los principales mecanismos de acción estudiados para explicar las acciones anti-artrósicas de la cúrcuma incluyen la regeneración de los condrocitos, la disminución de la apoptosis, la inflamación y el estrés oxidativo (21).

La curcumina parece ser tan potente como otros suplementos y productos farmacéuticos utilizados para aliviar el dolor articular causado por la artrosis de rodilla. Aunque es un suplemento popular entre los atletas, no hay evidencia para apoyar los efectos de la curcumina cuando se utiliza en personas sin signos ni síntomas de artrosis.

VITAMINA D

La vitamina D, calciferol o antirraquítica, es un heterolípido del grupo de los esteroides. Es una provitamina liposobluble (soluble en grasas). La vitamina D es la encargada de la regulación del metabolismo del calcio en los huesos. Además, inhibe las secreciones de la hormona paratiroidea (PTH) desde la glándula paratiroides, afectando al sistema inmune por su rol inmunosupresor, estimular la fagocitosis celular y por su actividad antitumoral.

Su obtención puede llevarse a cabo mediante:

- La ingesta de alimentos ricos en vitamina D. Son muy pocos son los alimentos que contienen esta vitamina de forma natural. Podemos encontrar estos niveles altos en vitamina D en alimentos como los pescados grasos (salmón, atún y caballa), hígado vacuno, queso y la yema de huevo.
- Los alimentos fortificados (enriquecidos) con vitamina D. Los alimentos más comunes son la leche con vitamina D (distintas marcas comerciales), ciertos cereales para el desayuno y algunas marcas de jugos de naranja, yogures,

margarinas y bebidas a base de soja que contienen vitamina D agregada.

- La transformación del colesterol por la exposición a los rayos solares UV.

El déficit de vitamina D puede estar asociada al consumo de una dieta no equilibrada, además de una inadecuada exposición solar. También puede estar relacionado con la alteración de la microbiota intestinal, provocando una mala absorción. Además, en algunos casos, existen alteraciones metabólicas que limitan la conversión de Vitamina D en sus metabolitos activos (como el 1,25-dihidroxivitamina D_2 o el 1,25-dihidroxivitamina D_3).

La deficiencia de la vitamina D ocasiona disminución de la mineralización ósea, conduciendo a enfermedades de los huesos, tales como el raquitismo en niños y la osteomalacia en adultos. Incluso se asocia con la aparición de osteoporosis. Sin embargo, en dosis muy altas (dosis por encima de 1000 µg (40.000 UI/día), puede conducir a una hipercalcemia (favoreciendo la calcificación de los vasos sanguíneos y de los tejidos en el corazón, el riñón y otros órganos; además de náuseas, estreñimiento y deshidratación), hipercalciuria (posibilitando la aparición de cálculos renales), hipertensión, menor apetito y disminución peso corporal. La toxicidad de la vitamina D puede ocurrir por una elevada suplementación, pero no por la ingesta dietética. La exposición prolongada al sol tampoco da lugar a toxicidad de la vitamina D (77).

En poblaciones con riesgo de osteoporosis, el déficit de vitamina D tiene una elevada prevalencia y un efecto significativo en el deterioro de la integridad ósea (65).

Mecanismo de acción

La vitamina D tiene un papel importante en el mantenimiento de órganos y sistemas a través de múltiples funciones, tales como:

- La regulación de los niveles de calcio y fósforo en sangre, promoviendo la absorción intestinal de los mismos a partir de los alimentos (47).
- La reabsorción de calcio a nivel renal. Todo ello contribuye a la formación y mineralización ósea, siendo esencial para el desarrollo del esqueleto (47).

Posología

Se estima que 1000 IU diarias es la cantidad de vitamina D suficiente para un individuo sano adulto ya sea hombre o mujer (59).

En EEUU, los límites máximos recomendados de vitamina D para bebés son de 1,000 a 1,500 UI/día; en niños de 1 a 8 años de edad 2,500 es de 3,000 UI/día; en niños mayores de 9 años de edad, adolescentes y adultos es de 4,000 UI/día; y, en mujeres embarazadas y en período de lactancia recomienda el aumento del consumo por encima de los 4,000 UI/día (47).

El estudio de *Hin H y cols.* de 2016, demuestra que la suplementación con 4000 UI diarios de vitamina D3 en comparación con 2000 UI diarios se asoció con una proporción significativamente mayor de individuos que alcanzaron niveles plasmáticos adecuados, asociados con el menor riesgo de enfermedad (88% vs 70%, respectivamente) después de 1 año de tratamiento (39).

Evidencia científica

<u>Riesgo de fractura ósea (Evidencia científica B)</u>. La suplementación con vitamina D en la prevención de fracturas, excepto en las fracturas vertebrales, se observa una correlación positiva entre las concentraciones séricas de 25-hidroxivitamina D y la densidad ósea a nivel de la cadera, reduciendo así el riesgo de fracturas de cadera en al menos un 20% para las personas mayores de 65 años (9,10). En estudios posteriores se ha observado que la suplementación de vitamina D parece reducir el riesgo de fracturas de cadera sólo cuando se asocia además a suplementos de calcio (12).

<u>Dolor (Evidencia científica C)</u>. La suplementación con vitamina D durante 2 años a una dosis suficiente para elevar los niveles plasmáticos de 25-hidroxivitamina D a más de 36 ng/ml, en comparación con placebo, no redujo el dolor en la rodilla en pacientes con artrosis sintomática de rodilla (62,46).

<u>Síntomas de artrosis (Evidencia científica C)</u>. En los estudios de *McALindon T y cols.* y *Jin X. y cols.* no se observó tampoco una reducción de la pérdida de volumen de cartílago en pacientes con gonartrosis sintomática (62,46).

El estudio de VIDEO *(Vitamin D Effects on OA)* fue diseñado por *Arden NK. y cols.* para determinar si la intervención con la suplementación de vitamina D puede retardar la progresión de esta enfermedad y aliviar el dolor en la rodilla. La suplementación con vitamina D no consiguió una reducción del dolor, de la rigidez o de la pérdida funcional durante un período de 3 años. Sobre la base de estos hallazgos, estos autores consideran que la suplementación con vitamina D no tiene ningún papel en el manejo de la artrosis de rodilla (3).

Los resultados obtenidos por la suplementación con vitamina D en el tratamiento de la artrosis son muy variables y no permiten establecer una clara correlación entre dosis utilizada y resultado clínico obtenido. Son escasos los estudios recientes que abordan la suplementación con vitamina D como tratamiento en la artrosis.

ÁCIDOS GRASOS POLIINSATURADOS
(Omega 3)

Los ácidos grasos omega-3 (ω-3) son ácidos grasos esenciales poliinsaturados.

Actualmente, se trata de un suplemento alimenticio en consideración, debido a la asociación del consumo de omega-3 con múltiples beneficios para la salud.

El consumo de grandes cantidades de omega-3, como el EPA y el DHA, han demostrado ser eficaces en el tratamiento y prevención de diversas enfermedades, tales como cardiovasculares (54,71), neurodegenerativas (43), la depresión (74,93), el cáncer (50,56), enfermedades inflamatorias intestinales (90), artritis reumatoide (32) y daño celular por isquemia (4,103). También está indicado en el embarazo para la prevención de enfermedades en el recién nacido (78). Estos ácidos grasos participarían directamente en la modulación de la respuesta inmune, disminuyendo la inflamación y el daño estructural-funcional generado por esta, demostrándose el efecto antiinflamatorio y citoprotector (99).

En cuanto a la artrosis, los ácidos grasos omega-3 pueden influir en la inflamación articular latente en la patología articular, modificando los mediadores proinflamatorios, y aliviando los signos clínicos de la artrosis.

Existen seis tipos de ácidos grasos omega-3, los cuales están formados con base de ácido linolénico (LNA). Los 6 tipos son:

- Ácido alfa-linolénico (ALA)
- Ácido estearidónico (SDA)
- Ácido eicosatetraenoico (ETA)
- Ácido eicosapentaenoico (EPA)
- Ácido docosapentaenoico (DPA)
- Ácido docosahexaenoico (DHA)

La fuentes alimentarias de omega-3 se encuentran en gran cantidad en los pescados azules como la sardina, en el salmón, el aceite de colza, las semillas de lino, la semilla de chía, la semilla de calabaza, el sacha inchi (fruto seco de origen amazónico), y las nueces principalmente.

Los alimentos fortificados en omega-3 pueden ser otra fuente de alimentación de este ácido graso. Algunos de estos alimentos funcionales enriquecidos en omega-3 pueden ser la leche de vaca enriquecida, la leche de soja, los huevos o la margarina.

Mecanismo de acción

Los ácidos grasos omega-3 regulan el proceso inflamatorio a través de sus mediadores metabólicos resolvinas y protectinas inhibiendo la actividad del factor NF-kβ en la transcripción de mediadores de inflamación, mecanismo importante en la prevención de enfermedades degenerativas originadas por procesos inflamatorios agudos y crónicos (27).

La suplementación con omega-3 reduce significativamente los niveles séricos de las IL-1, 2, 6 y 8, así como del TNF-α y de los leucotrienos B (LTB) (5,42).

Posología

Los estudios utilizan dosis muy dispares, no pudiendo concretar ninguna dosis estándar para la obtención de beneficios a nivel del sistema musculo-esquelético.

El Instituto Nacional de la Salud de los EEUU *(National Institutes of Health)* aconseja en niños de 0 a 3 años 0,7mg/día; en niños de 4 a 8 años dosis de 0,9mg/día; en niños de 9 a 13 años dosis de 1,2mg/día en niños y 1,0mg/día en niñas; a partir de los 14 años de edad indica dosis de 1,6mg/día en varones y 1,1mg/día en mujeres; en mujeres gestantes recomiendan aumentar la dosis diaria a 1,4mg/día y en mujeres que estén dando lactancia unos 1,3mg/día (72).

Evidencia científica

Inflamación (Evidencia científica B). La suplementación de omega 3 está dirigida actualmente a reducir los síntomas de la reacción inflamatoria que se produce con la destrucción del cartílago articular que se produce en la artrosis. En el estudio de la enfermedad de artritis reumatoide (la cual genera una posterior artrosis debido a la inflamación crónica de la articulación) el efecto protector potencial de los ácidos grasos omega-3 sobre la autoinmunidad relacionada con la artritis reumatoide puede ser más destacada en aquellos que exhiben susceptibilidad genética de HLA clase II (Antígeno de Interleucina Humana)(32). El estudio realizado en pacientes en hemodiálisis con 2080mg de ácidos grasos omega-3, 1240mg de EPA y 840mg de DHA diarios no evidenciaron cambios en los marcadores sistémicos de inflamación (51). Los alimentos fortificados EPA (dosis fue de 0,60 g de EPA y 0,26 g de DHA diariamente) usados en individuos sanos de mediana edad, no encontraron cambios en los marcadores inflamatorios en esta dosis (30). La secreción in vitro de la IL-1β y TNF-α se redujeron significativamente mediante la alimentación de DHA (49). En un estudio reciente se observó los efectos beneficiosos de los aceites de pescado y polifenoles en la dieta estándar en cuanto a la disminución de la inflamación y el estrés oxidativo (25). Estudios realizados han demostrado que la suplementación con omega-3 mediante aceites de pescado, reduce significativamente (hasta un 42%) los niveles séricos de las IL-1, 2, 6 y 8, así como del TNF-α y de los LTB (5,42).

Síntomas de artrosis (Evidencia científica C). Un estudio concluyó que una suplementación de 2 años con alta dosis de aceite de pescado omega-3 no modificó la pérdida de masa ósea entre hombres y mujeres con artrosis de rodilla (20). Estudios con animales demostraron que la suplementación diaria de una dieta de perros con EPA y DHA cambia las concentraciones de ácidos grasos en sangre, lo que se correlaciona con el alivio de los signos clínicos asociados con la artrosis en perros (5,64). Las fuentes marinas como el aceite de Krill y el aceite de pescado, podrían servir como fuentes prometedoras de agentes condroprotectores (16). Una revisión bibliográfica con el objetivo de buscar las afirmaciones de que la suplementación con aceite de pescado puede prevenir o disminuir la gravedad de la artrosis, demuestran que el ácido EPA y DHA reducen los mediadores proinflamatorios y aumentan la lubricación de las articulaciones en estudios in vitro (13).

En conclusión, se necesitan ensayos clínicos bien diseñados para corroborar o refutar el beneficio potencial de los aceites de pescado con alto contenido en omega-3 en el tratamiento de artrosis. Se necesitan estudios a largo plazo para evaluar su utilidad en la prevención. Además, la uniformidad de la industria del aceite de pescado es necesaria para la consistencia de la terapia.

MAGNESIO

El magnesio (Mg) es un elemento químico esencial para el ser humano. Encontramos el magnesio en gran parte en los huesos y sus iones desempeñan papeles de importancia en la actividad de muchas coenzimas y en reacciones que dependen del ATP. También ejerce un papel estructural, ya que el ion de Mg^{2+} tiene una función estabilizadora de la estructura de cadenas de ADN y ARN. Interviene en la formación de neurotransmisores y neuromoduladores, la repolarización de las neuronas, y en la relajación muscular, siendo muy importante su acción en el músculo cardíaco.

Las fuentes alimenticias ricas en magnesio son las semillas (las más ricas en magnesio son el cacao, las almendras, harina de soja, cacahuetes, judías blancas, legumbres, avellanas, nueces) y las hortalizas de hojas verdes (espinaca, acelga...). Algunos alimentos fortificados con magnesio como los cereales para el desayuno, leche, yogur y algunos productos lácteos, pueden ser otra fuente alimenticia de Mg.

El magnesio como suplemento se utiliza para el tratamiento de patologías del sistema nervioso como el estrés y la depresión y como relajante muscular. Además a nivel de sistema músculo esquelético el magnesio ayuda a fijar el calcio y el fósforo en los huesos y dientes, siendo utilizado en osteoporosis. También actúa controlando la flora intestinal y nos protege de las enfermedades cardiovasculares.

El déficit de magnesio puede provocar demasiada excitabilidad, debilidad muscular, somnolencia, irritabilidad, fatiga muscular. La carencia de magnesio usualmente ocurre cuando las personas presentan problemas hepáticos, insuficiencia cardiaca, vómitos o diarrea, disfunción renal y otras afecciones.

Mecanismo de acción

A nivel del hueso, el magnesio, es un elemento necesario para el crecimiento y mineralización del hueso así como para la formación del colágeno y de los mucopolisacáridos, debido a su implicación en la síntesis y activación de las fosfatasas alcalinas, de las pirofosfatasas y de las ATPasas.

Dentro del hueso, el magnesio trabecular supone el 54 % del total óseo, mientras que el cortical representa el 46 % restante.

El descenso de magnesio en sangre produce un envejecimiento del hueso, estimula la secreción de hormona paratiroidea (PTH), promoviendo una salida del magnesio del interior del hueso, con lo que aumenta el calcio en sangre.

Posología

La Ingesta Diaria Recomendada (RDA) para el magnesio en niños de 1-3 años es de 80 mg/día; en niños de 4-8 años de 130 mg/día; en niños de 9-13 años dosis de 240 mg/día; en adolescentes de 14-18 años dosis de 410 mg/día en varones y 360 mg en mujeres; en adultos jóvenes de 19-30 años dosis de 400 mg/día en varones y 310 mg/día en mujeres; para adultos mayores de 31 años se recomienda 420 mg/día en varones y 320 mg/día en mujeres. En las mujeres gestantes se recomienda dosis de 360 mg/día y en mujeres que estén dando lactancia dosis de 320 mg/día.

En el caso del tratamiento de la se recomienda el uso de 150-750 mg/día de magnesio ya sea solo o en combinación con calcio y otros suplementos.

El calcio puede interferir en la absorción de magnesio en las personas con alto riesgo de deficiencia de magnesio, por lo que para estas personas se recomienda consumir calcio antes de acostarse en lugar de hacerlo durante las comidas, así como aumentar el consumo de vitamina D (63).

Evidencia científica

Densidad ósea y del cartílago (Evidencia científica B). Se evaluó el efecto positivo de la suplementación con cápsulas de óxido de magnesio oral 300 mg/día frente a un placebo durante 12 meses observándose un aumento de concentración de células de la médula ósea a nivel de la cadera de forma significativa (19).

La alta concentración de magnesio extracelular modula la expresión génica de las células mesenquimales durante la diferenciación osteogénica e inhibe el proceso de mineralización. Se identificó el transportador de magnesio SLC41A1 que regula la interacción de magnesio y las MSCs durante la diferenciación osteogénica. Por lo que el transportador de magnesio SLC41A1 específico del tejido podría ser un tratamiento potencial para la pérdida de masa ósea (97).

El efecto de las concentraciones de magnesio extracelular por la suplementación de sulfato de magnesio mostraron efectos positivos en la proliferación de condrocitos y la diferenciación. Además, se observó un impacto directo del magnesio en el metabolismo de los condrocitos, favoreciendo el crecimiento de los mismos (condrogénesis). Por tanto, podrían considerarse los suplementos de magnesio una opción beneficiosa para el cartílago (65).

Dolor (Evidencia científica C). El magnesio en administración intraarticular de dosis única al final de la cirugía artroscópica fue eficaz en el alivio del dolor sin aumentar las reacciones adversas, y también podría aumentar el efecto analgésico de la bupivacaína. Además, el magnesio parece exhibir el efecto protector del cartílago o del condrocito según los estudios experimentales. Quizás el Mg vía intraarticular debe ser considerado como una alternativa a los anestésicos locales después de la cirugía artroscópica (104). No hemos encontrado estudios con administración de magnesio por vía oral para el tratamiento del dolor articular.

Grosby y cols. demostraron que la infusión intravenosa de magnesio en pacientes con cáncer condujo al alivio parcial o total del dolor neuropático que había sido pobremente sensible a los opioides. El magnesio puede ser una opción de tratamiento en pacientes con dolor neuropático refractario (35).

Yousef AA. y cols. indican que la infusión intravenosa y oral de magnesio, de forma secuencial, en pacientes con dolor lumbar crónico con un componente neuropático, produjo una reducción significativa en su intensidad del dolor y mejoras en todos los rangos de su movilidad a nivel de la columna lumbar durante los 6 meses de seguimiento. Recomiendan el uso del magnesio en el tratamiento de pacientes con dolor lumbar crónico de tipo neuropático que no han respondido al tratamiento convencional (101).

DISCUSION

Condroitín Sulfato

Nivel de Evidencia	Efecto	Carga	Artículos científicos	Comentarios
B	**Inflamación**	↓	3 estudios (80,92,94)	El condroitín sulfato (CS) fue más efectivo que el celecoxib en la reducción de la inflamación a nivel articular durante el estudio de 2 años. Importante influencia anti-inflamatoria. Necesita ser estudiado con aislamiento de CS.
B	**Dolor**	↓	2 estudios (61,91)	El CS, sólo o en combinación con glucosamina, reduce el dolor articular provocado por la artrosis. Existe cierta heterogeneidad en los resultados.
B	**Espacio intra-articular**	↓	3 estudios (91,92,94)	Se ha logrado, mediante control radiográfico y con resonancia magnética la disminución de la pérdida de volumen de cartílago.

Sulfato de Glucosamina

Nivel de Evidencia	Efecto	Carga	Artículos científicos	Comentarios
B	Síntomas de Artrosis	↓	3 estudios (23,38,100)	El sulfato de glucosamina parece disminuir en pequeña cantidad los síntomas de la artrosis, y se demuestra más efectiva en comparativa a la toma paracetamol. Se precisan más estudios que lo corroboren.
B	Dolor	↓	2 estudios (15,82)	Es similar el efecto analgésico proporcionado por el SG que por el Ibuprofeno en articulaciones artrósicas.

Asociación de Condroitin Sulfato y Sulfato de Glucosamina

Nivel de Evidencia	Efecto	Carga	Artículos científicos	Comentarios
C	Síntomas de Artrosis	↓	4 estudio (29,41,83,95)	No encontramos una clara coincidencia en resultados. Unos estudios avalan la disminución de niveles pro-inflamatorios y de degradación del cartílago articular. Otros estudios concluyen que los hallazgos no son concluyentes.
C	Dolor	↓	3 estudios (17,23,88)	No se encuentra una clara evidencia de la disminución del dolor en estudios comparativos con Celecoxib o placebo.

Ácido hialurónico

Nivel de Evidencia	Efecto	Carga	Artículos científicos	Comentarios
C	Inflamación	↓	2 estudios (66,73)	Se observó disminución de los niveles de citoquinas pro-inflamatoria en la utilización de HA oral comparativamente con el grupo placebo. Además, la reducción de la sinovitis suprapatelar fue evidente en comparativa a la utilización de Paracetamol. Éste último caso, no es evidenciable ya que el contraste del estudio está realizado con un analgésico (Paracetamol) y no con un antiiflamatorio. Se necesitan de más estudios para crear una evidencia.
C	Dolor	↓	5 estudios (31,36,45,84,87)	Se evidencia una mejoría significativa del dolor en relación con la ingesta de HA. Existe poca evidencia científica del ácido hialurónico de forma oral y son escasos los estudios que realizan la investigación con HA puro

Colágeno hidrolizado

Nivel de Evidencia	Efecto	Carga	Artículos científicos	Comentarios
B	Dolor	↓	5 estudios (10,22, 28,69,96)	EL colágeno hidrolizado está asociado a una disminución de dolor articular. Se demostró clínicamente una mejor eficacia que el SG en algún estudio. La EFSA no lo recomienda por falta de relación causa-efecto.
C	Fuerza muscular	↓	1 estudio (102)	El colágeno hidrolizado en combinación con el ejercicio de resistencia se observo que favorecía a un aumento significativo de masa muscular. Los estudios científicos son escasos.

Curcumina

Nivel de Evidencia	Efecto	Carga	Artículos científicos	Comentarios
B	Inflamación	↓	3 estudios (24,81,106)	La ingesta de curcumina se asocia con la disminución de la inflamación, inhibiendo las enzimas COX. Con la toma de 1000mg/día se pueden reducir la inflamación articular.
B	Dolor	↓	4 estudios (1,7,26,58)	Se evidencia la cúrcuma como suplemento nutricional para el tratamiento del dolor postoperatorio y dolor articular.
C	Síntomas de Artrosis	↓	3 estudios (8,21,52)	Parece existir una reducción significativa de los síntomas de la artrosis, alcanzando el 41% en mejoría. Se observa la disminución de apoptosis, la regeneración de condrocitos y el estrés oxidativo. Es necesario más estudios que verifiquen los hallazgos.

Vitamina D

Nivel de Evidencia	Efecto	Carga	Artículos científicos	Comentarios
B	Riesgo de fractura ósea	↓	3 estudios (11,12,14)	Los niveles séricos de vitamina D están relacionados con la densidad ósea, pudiendo reducir el riesgo de fractura en un 20%. La asociación de vitamina D con calcio parece tener más evidencia en la reducción del riesgo.
C	Dolor	↓	3 estudios (3,46,62)	No se ha observado efecto analgésico con la toma de vitamina D. Existen pocos estudios de vitamina D en relación con la artrosis.
C	Síntomas de Artrosis	↓	2 estudios (46,62)	No se ha observado mejora de los síntomas de la artrosis con la toma de vitamina D. Se necesitan más estudios focalizados en la relación artrosis-vitamina D.

63

Ácidos grasos poliinsaturados (Omega 3)

Nivel de Evidencia	Efecto	Carga	Artículos científicos	Comentarios
B	Inflama-ción	↓	7 estudios (5,25,30,32, 42,49,51)	Significativa reducción de los marcadores inflamatorios asociada a la toma de omega 3, especialmente en artritis reumatoide. Los estudios más concluyentes son aquellos que utilizan omega 3 tipo DHA y EPA.
C	Síntomas de Artrosis	↓	5 estudios (6,13,16,20, 64)	La suplementación de omega 3 (principalmente DHA y EPA) pueden servir como agentes condroprotectores, como agentes anti-inflamatorios aumentando la lubricación articular, y aliviando los síntomas de artrosis. Por otra parte, no se asocia la toma de omega 3 con la disminución de pérdida ósea. Es necesario más estudios para demostrar su evidencia.

Magnesio

Nivel de Evidencia	Efecto	Carga	Artículos científicos	Comentarios
B	Densidad ósea y del cartílago	↓	3 estudios (19,65,97)	Se asocia la suplementación de magnesio con un aumento de concentración de células de la médula ósea, y con un efecto de condrogénesis. Pudiendo ser los suplementos de magnesio ser opción beneficiosa respecto al cartílago.
C	Dolor	↓	2 estudios (35,101)	Evidencias de efecto analgésico del magnesio en la administración intravenosa e intrarticular. No existen estudios que utilicen el magnesio en administración oral de forma aislada y que respalden el efecto analgésico del mismo.

CONCLUSIONES

La artrosis es un problema de salud pública importante y con una patogenia multifactorial. Con la suplementación se puede reducir las tasas de pérdida de cartílago a niveles más bajos, como se observa en las personas mayores con artrosis incipiente, y prolongar significativamente el tiempo que se tarda en llegar a la etapa final de la artrosis (Artrosis grado IV en la escala de valoración de la artrosis de Kellgren y Lawrence) la cual puede requerir un reemplazo de la articulación. Esto sugiere un gran potencial para un ahorro sustancial de costos mediante la reducción de la cirugía de reemplazo articular, así como el potencial de grandes mejoras en la calidad de vida de las personas con artrosis.

Tras la revisión bibliográfica de artículos científicos que relacionasen la función condroprotectora, el alivio del dolor y la disminución de la inflamación de los 8 compuestos estudiados para el tratamiento de la artrosis, no se evidencia una relación clara y directa (evidencia tipo A) del efecto provocado sobre las articulaciones artrósicas.

El efecto analgésico del condroitín sulfato, el sulfato de glucosamina, el colágeno hidrolizado y la curcumina son los más probados en estudios comparativos con placebo o paracetamol (aceto-minofen) principalmente.

El efecto antiinflamatorio está más demostrado con el condroitín sulfato, la curcumina y el omega-3 siendo los estudios revisados escasos para certificar una reducción del mecanismo pro-inflamatorio provocado por la artrosis.

La vitamina D ha demostrado ser un agente protector ante las fracturas óseas, y el magnesio un suplemento importante para mantener la densidad ósea y el cartílago.

En conclusión, no existe evidencia científica clara (evidencia tipo A) que justifique en todos los casos la utilización de estos compuestos como agentes condroprotectores en la artrosis, con garantías altas de eficacia. En ocasiones existe la influencia en estudios de la industria farmacéutica y otros estudios pueden verse sesgados o simplemente son contradictorios. Se necesitan más estudios que relacionen el uso de estos componentes con el tratamiento de la degeneración articular.

BIBLIOGRAFIA

1) Agarwal K.A., Tripathi C.D. (2011). Efficacy of turmeric (curcumin) in pain and postoperative fatigue after laparoscopic cholecystectomy: a double-blind, randomized placebo-controlled study. *Surg Endosc. 2011 Dec* (12) 3805-10.

2) Aggarwal B.B., Shishodia S. (2004). Suppression of the nuclear factor-kappaB activation pathway by spice-derived phytochemicals: reasoning for seasoning. *Ann N Y Acad Sci. 2004 Dec* (1030), 434-41.

3) Arden N.K., Cro S. (2016). The effectof Vitamin D supplementation on knee osteoarthritis, the VIDEO study; a randomised control trial. *Osteoarthritis Cartilage. 2016 Nov, vol.24* (11)1858-1866.

4) Arslan F., Keogh B. (2010). TLR2 and TLR4 in ischemia reperfusion injury. *Mediators Inflamm 2010* (70), 420-2.

5) Bahadori B., Uitz E. (2010). Omega-3 Fatty acids infusions as adjuvant therapy in rheumatoid arthritis. *JPEN J Parenter Enteral Nutr 2010*, (34), 151-5.

6) Barrouin-Melo S.M., Anturaniemi J. (2016). Evaluating oxidative stress, serological- and haematological status of dogs suf-

fering from osteoarthritis, after supplementing their diet with fish or corn oil. *Lipids Health Dis. 2016 Aug vol.15* (1), 139.

7) Belcaro G., Cesarone M.R. (2010). Efficacy and safety of Meriva®, a curcumin-phosphatidylcholine complex, during extended administration in osteoarthritis patients. *Alternative Medicine Rev. 2010 Dec* (4), 337-344

8) Belcaro G., Cesarone M.R. (2010). Product-evaluation registry of Meriva®, a curcumin-phosphatidylcholine complex, for the complementary management of osteoarthritis. *Panminerva Med. 2010 Jun* (2, Suppl 1), 55-62.

9) Benito P., Monfort J. (2002). Efecto de los hidrolizados de colágeno sobre cultivos de condrocitos humanos. http://www.bagochile.cl/wp-content/uploads/2015/11/Benito-2002.pdf

10) Benito-Ruiz P., Camacho-Zambrano M.M. (2009). A randomized controlled trial on the efficacy and safety of a food ingredient, collagen hydrolysate, for improving joint comfort. *Int J Food Sci Nutr* (2), 99–113.

11) Bischoff-Ferrari H.A. (2004). Positive association between 25-hydroxy vitamin d levels and bone mineral density: a population-based study of younger and older adults. *Am J Med 2004, vol.116* (9) 634- 639.

12) Bischoff-Ferrari H.A., Wong W.C. (2005). Fracture prevention with vitamin D supplementation: a meta-analysis of randomized controlled trials. *JAMA 2005, vol.293* (18), 2257- 2264.

13) Boe C., Vangsness C.T. (2015). Fish Oil and Osteoarthritis: Current Evidence. *Am J Orthop (Belle Mead NJ). 2015 Jul, vol.44* (7), 302-5.

14) Boonen S., Lips P. (2007). Need for additional calcium to reduce the risk of hip fracture with vitamin d supplementation: evidence from a comparative metaanalysis of randomized controlled trials. *J Clin Endocrinol Metab 2007 Apr, vol.92* (4), 1415-23.

15) Braham R., Dawson B. (2003). The effect of glucosamine supplementation on people experiencing regular knee pain. *Br J Sports Med. 2003 Feb,* vol.37(1), 45-9.

16) Buddhachat K., Siengdee P. (2017). Effects of different omega-3 sources, fish oil, krill oil, and green-lipped mussel against cytokine-mediated canine cartilage degradation. *In Vitro Cell Dev Biol Anim. 2017 Jan.*

17) Calamia V., Ruiz-Romero C. (2010). Pharmacoproteomic study of the effects of chondroitin and glucosamine sulfate on human articular chondrocytes. *Arthritis Res Ther 2010, vol.12* (4), 138.

18) Carmona L., Gabriel R. (2000). Proyecto EPISER 2000: prevalencia de enfermedades reumáticas en la población española. *Revista Española Reumatología 2001* (28),18-25.

19) Carpenter T.O., DeLucia M.C. (2006). A randomized controlled study of effects of dietary magnesium oxide supplementation on bone mineral content in healthy girls. *J Clin Endocrinol Metab. 2006 Dec,* vol.91 (12), 4866-72.

20) Chen J.S., Hill C.L. (2016). Supplementation with omega-3 fish oil has no effect on bone mineral density in adults with knee osteoarthritis: a 2-year randomized controlled trial. *Osteoporos Int. 2016 May,* vol.27 (5), 1897-905

21) Chin K.Y. (2016). The spice for joint inflammation: anti-inflammatory role of curcumin in treating osteoarthritis. *Drug Des Devel Ther. 2016 Sept* (10), 3029-3042.

22) Clark K.L., Sebastianelli W. (2008). 24-week study on the use of collagen hydrolysate as a dietary supplement in athletes with activity-related joint pain. *Curr Med Res Opin* (24), 1485–1496.

23) Clegg D.O., Reda D.J. (2006). Glucosamine, chondroitin sulfate, and the two in combination for painful knee osteoarthritis. *N Engl J Med. 2006 Feb*, vol.354, (8), 795-808.

24) Daily J.W., Yang M. (2016). Efficacy of Turmeric Extracts and Curcumin for Alleviating the Symptoms of Joint Arthritis: A Systematic Review and Meta-Analysis of Randomized Clinical Trials. *Journal Medical Food.* 2016-Aug (8), 717-29.

25) Dasilva G., Pazos M. (2017). A lipidomic study on the regulation of inflammation and oxidative stress targeted by marine ω-3 PUFA and polyphenols in high-fat high-sucrose diets. *J Nutr Biochem. 2017 Feb* (43), 53-67.

26) Di Pierro F., Rapacioli G. (2013). Comparative evaluation of the pain-relieving properties of a lecithinized formulation of curcumin (Meriva(®)), nimesulide, and acetaminophen. *J Pain Res. 2013* (6), 201-5.

27) Díaz Ortega J.L., Vera Granada C.J. (2012). Bases moleculares de los derivados metabólicos de ácidos omega-3 en el proceso antiinflamatorio. *UCV – Scientia, vol.4* (2), 175-183.

28) EFSA Panel on Dietetic Products, Nutrition and Allergies (2011). Scientific Opinion on the substantiation of a health claim related to collagen hydrolysate and maintenance of joints pursuant. *EFSA Journal, vol.9* (7), 2291.

29) Fransen M., Agaliotis M. (2014). Glucosamine and chondroitin for knee osteoarthritis: a double-blind randomised placebo-controlled clinical trial evaluating single and combination regimens. *Ann Rheum Dis. 2015 May, vol.74* (5), 851-8.

30) Fujioka S., Hamazaki K. (2006). The effects of eicosapentae-noic acid-fortified food on inflammatory markers in healthy subjects--A randomized, placebo-controlled, double-blind study. *J Nutr Sci Vitaminol 2006 Aug, vol.52* (4), 261-5.

31) Galluccio F., Barskova T. (2015). Short-term effect of the combination of hyaluronic acid, chondroitin sulfate, and kera-tin matrix on early symptomatic knee osteoarthritis. *Eur J Rheumatol. 2015 Sep, vol.2* (3), 106-108.

32) Gan R.W., Demoruelle M.K. (2016). Omega-3 fatty acids are associated with a lower prevalence of autoantibodies in shared epitope-positive subjects at risk for rheumatoid ar-thritis. *Ann Rheum Dis. 2017 Jan, vol.76* (1), 147-152.

33) Goldring M.B. (2006). Update on the biology of the chondro-cytes and new approaches to treating cartilage diseases. *Best Pract Res Clin Rheumatol* (20), 1003–1025.

34) Goldring M.B., Goldring S.R. (2007). Osteoarthritis. *Journal of Cellular Physiology 2007* (213), 626-634.

35) Grosby V., Wilcock A. (2000). The safety and efficacy as a sin-gle (500mg or 1g) of intravenous magnesium sulfate in neu-ropathic pain poorly responsive to strong opioid analgesics in patients with cancer. *Journal of Pain and Symptom Manage-ment 2000*, (19) 35–9.

36) Hatayama T., Nagano M. (2008). The effect of a supplement on knee pain and discomfort evaluated by visual analogue

scale (VAS): a randomized, double-blind, placebo-controlled study. *Kenko-shien 2008*, (10), 13–7.

37) Henrotin Y., Clutterbuck A.L. (2010). Biological actions of curcumin on articular chondrocytes. *Osteoarthritis Cartilage 2010* (18), 141-149.

38) Herrero-Beaumont G., Ivorra JA. (2007). Glucosamine sulfate in the treatment of knee osteoarthritis symptoms: a randomized, double-blind, placebo-controlled study using acetaminophen as a side comparator. *Arthritis Rheum 2007*, (56), 555-67.

39) Hin H., Tomson J., (2016) Optimum dose of vitamin D for disease prevention in older people: BEST-D trial of vitamin D in primary care. *Osteoporos Int. 2017*; *vol.28* (3), 841–851.

40) Hisada N., Satsu H. (2008). Low-Molecular-Weight Hyaluronan Permeates through Human Intestinal Caco-2 Cell Monolayers via the Paracellular Pathway. *Biosci Biotechnol Biochem. 2008*, (72), 1111–4.

41) Hochberg M., Martel-Pelletier J. (2016). Combined chondroitin sulfate and glucosamine for painful knee osteoarthritis: a multicentre, randomised, double-blind, non-inferiority trial versus celecoxib. *Ann Rheum Dis. 2016 Jan, vol.75* (1), 37-44.

42) Ierna M., Kerr A. (2010). Supplementation of diet with krill oil protects against experimental rheumatoid arthritis. *BMC Musculoskelet Disord 2010, vol.29* (11), 136.

43) Innis S.M. (2008). Dietary omega 3 fatty acids and the developing brain. *Brain Res. 2008 Oct*, (1237), 35-43.

44) Ishibashi G., Yamagata T., (2002). Digestion and fermentation of hyaluronic acid. *Journal for the integrated study of dietary habits 2002, vol.13* (2),107–11.

45) Jensen G.S., Attridge V.L. (2015). Oral intake of a liquid high-molecular-weight hyaluronan associated with relief of chronic pain and reduced use of pain medication: results of a randomized, placebo-controlled double-blind pilot study. *Journal Med Food. 2015* (18), 95–101.

46) Jin X., Jones G. (2016). Effect of Vitamin D Supplementation on Tibial Cartilage Volume and Knee Pain Among Patients With Symptomatic Knee Osteoarthritis: A Randomized Clinical Trial. *JAMA. 2016 Mar, vol.315* (10), 1005-13.

47) Johnson L.E. (2016). Vitamin D: The Merck Manual of Diagnosis and Therapy. Last full review/revision February 2016. http://www.msdmanuals.com/professional/nutritional-disorders/vitamin-deficiency,-dependency,-and-toxicity/vitamin-d

48) Jomphe C., Gabriac M., (2008). Chondroitin sulfate inhibits the nuclear translocation of NF-κB in IL-1β stimulated chondrocytes. *Basic Clin Pharmacol Toxicol 2008 Jan* (102), 59-65.

49) Kelley D.S., Taylor P.C. (1999). Docosahexaenoic acid ingestion inhibits natural killer cell activity and production of inflammatory mediators in young healthy men. *Lipids. 1999 Apr, vol.34* (4), 317-24.

50) Kim J., Lim S.Y. (2009). Fatty fish and fish omega-3 fatty acid intakes decrease the breast cancer risk: a case-control study. *BMC Cancer 2009 Jun,* (9), 216.

51) Kooshki A., Taleban F.A. (2011). Effects of marine omega-3 fatty acids on serum systemic and vascular inflammation

markers and oxidative stress in hemodialysis patients. *Ann Nutr Metab. 2011, vol.58* (3), 197-202.

52) Koptniratsaikul V., Thanakhumton S. (2009). Efficacy and safety of Curcuma domestica extracts in patients with knee osteoarthritis. *Journal Altern. Complement Med. 2009 Aug* (8), 891-897.

53) Krasnokutsky S., Samuels J. (2007). Osteoarthritis in 2007. *Bull NYU Hospital Joints Disease 2007* (65), 222-228.

54) Kris-Etherton P.M., Harris W.S. (2002). Fish Consumption, Fish Oil, Omega-3 Fatty Acids, and Cardiovascular Disease", *Circulation 2002*, (106) 2747-2757.

55) Kurihara H., Kawada C., (2014). Absorption and effect on the skin of oral hyaluronan. *Nutrition Journal 2014*, (13) 70.

56) Kuriki K., Wakai K. (2006). Risk of colorectal cancer is linked to erythrocyte compositions of fatty acids as biomarkers for dietary intakes of fish, fat, and fatty acids. *Cancer Epidemiol Biomarkers Prev. 2006 Oct, vol.15* (10), 1791-8.

57) Kwan T.S., Pelletier J.P. (2007). Chondroitin and glucosamine sulfate in combination decrease the pro-resorptive properties of human osteoarthritis subchondral bone osteoblasts: a basic science study. *Arthritis Res Ther. 2007 Nov* (9), 117.

58) Laakhan S.E., Ford C.T. (2015). Zingiberaceae extracts for pain: a systematic review and meta-analysis. *Nutrition Journal 2015 May* (14) 50.

59) Lieberman S. (2007). The REAL Vitamin and Mineral Book. *Penguin Group.* 93-99.

60) López-Armada M.J., Carames B. (2004). Fisiopatología de la artrosis. ¿Cuál es la actualidad?. *Revista Española Reumatología 2004* (31), 379-93.

61) Martel-Pelletier J., Farran A. (2015). Discrepancies in composition and biological effects of different formulations of chondroitin sulfate. *Molecules 2015* (3), 4277- 4289.

62) McAlindon T., LaValley M. (2007). Effect of vitamin D supplementation on progression of knee pain and cartilage volume loss in patients with symptomatic osteoarthritis: a randomized controlled trial. *JAMA. 2013 Jan, vol.309* (2), 155-62.

63) MedlinePlus. (2015). Magnesio. *Biblioteca Nacional de Medicina de EEUU.* Last full review: February, 2015 http://web.archive.org/web/20151005200024/https://www.nlm.nih.gov/medlineplus/spanish/druginfo/natural/998.html

64) Mehler S.J., May L.R. (2016). A prospective, randomized, double blind, placebo-controlled evaluation of the effects of eicosapentaenoic acid and docosahexaenoic acid on the clinical signs and erythrocyte membrane polyunsaturated fatty acid concentrations in dogs with osteoarthritis. *Prostaglandins Leukot Essent Fatty Acids. 2016 Jun*, (109), 1-7.

65) Mezquita P., Muñoz M. (2002). Elevada prevalencia de déficit de vitamina D en poblaciones con riesgo de osteoporosis: un factor relevante en la integridad ósea. *Medicina Clínica*, *vol.119* (3), 85.

66) Möller I., Martinez-Puig D. (2009). Oral administration of a natural extract rich in hyaluronic acid for the treatment of knee OA with synovitis: a retrospective cohort study. *Clin Nutr Suppl. 2009*, (4), 171–2.

67) Monfort J., Pelletier J.P. (2008). Biochemical basis of the effect of chondroitin sulfate on osteoarthritis articular tissues. *Ann Rheum Dis 2008 Jun* (67), 735-40.

68) Mongil E., Sánchez I. (2006). Osteoartrosis Symptomatic slow acting drugs for osteoarthritis (Sysadoa). *Rev. Soc. Esp. Dolor, vol.13* (7)

69) Moskowitz R.W. (2000). Role of collagen hydrolysate in bone and joint disease. *Semin Arthritis Rheum,* (30), 87–99.

70) Naito K., Watari T. (2010). Evaluation of the effect of glucosamine on an experimental rat osteoarthritis model. *Elsevier, vol. 86,* (13–14), 538–543

71) National Institute for Health and Clinical Excellence (2014). Lipid Modification: Cardiovascular Risk Assessment and the Modification of Blood Lipids for the Primary and Secondary Prevention of Cardiovascular Disease. *National Clinical Guideline Centre (UK). London: National Institute for Health and Care Excellence (UK)* 2014 Jul.

72) National Institutes of Health (2016). Omega-3 Fatty Acids. Office of Dietary Suplplements. *U.S. Department of Health & Human Services. November 2, 2016* https://ods.od.nih.gov/factsheets/Omega3FattyAcids-HealthProfessional/

73) Nelson F.R., Zvirbulis R.A. (2015). The effects of an oral preparation containing hyaluronic acid (Oralvisc®) on obese knee osteoarthritis patients determined by pain, function, bradykinin, leptin, inflammatory cytokines, and heavy water analyses. *Rheumatol Int. 2015,* (35), 43–52.

74) Nemets B. (2002). Addition of Omega-3 Fatty Acid to Maintenance Medication Treatment for Recurrent Unipolar Depressive Disorder. *Am. J. Psychiatry,* (159) 477-479,

75) Nurtjahja-Tjendraputra E., Ammit AJ. (2003). Effective anti-platelet and COX-1 enzyme inhibitors from pungent constituents of ginger. *Thromb Res 2003* (111), 259–265.

76) Oesser S., Seifert J. (2003). Stimulation of type II collagen biosynthesis and secretion in bovine chondrocytes cultured with degraded collagen. *Cell Tissue Res* (311), 393–399.

77) Palermo N.E., Holick M.F. (2014). Vitamin D, bone health, and other health benefits in pediatric patients. *J Pediatr Rehabil Med. 2014, vol.7* (2), 179-92.

78) Palmer D.J., Sullivan T. (2012). Effect of n-3 long chain poly-unsaturated fatty acid supplementation in pregnancy on infants' allergies in first year of life: randomised controlled trial. *BMJ 2012*, 344.

79) Pavelka K., Bucsi L, (1998). Double-blind, dose-effect study of oral CS 1200 mg, 800 mg, 200 mg against placebo in the treatment of femoro-tibial osteoarthritis. *Litera Rheumatologica 1998*, (24) 21-30.

80) Pelletier J.P., Raynauld J.P. (2016). Chondroitin sulfate efficacy versus celecoxib on knee osteoarthritis structural changes using magnetic resonance imaging: a 2-year multicentre exploratory study. *Arthritis Research & Therapy 2016* (18), 256.

81) Pinsornsak P., Niempoog S. (2012). The efficacy of Curcuma longa L. extract as an adjuvant therapy in primary knee osteoarthritis: A randomized control trial. *Journal Medical Association Thai 2012* (95) *Suppl 1*, 51-58.

82) Reginster J.Y. (2001). Long-term effects of glucosamine sulfate on osteoarthritis progression: a randomized, placebo-controlled clinical trial. *Lancet 2001 Jan, vol.357* (9252), 251-6.

83) Reginster J.Y. (2014). Efficacy and safety of strontium ranelate in the treatment of knee osteoarthritis: results of a double-blind randomised, placebo-controlled trial. *Ann Rheum Dis. 2014 Feb, vol.73* (2)

84) Ricci M., Micheloni G.M. (2016). Clinical comparison of oral administration and viscosupplementation of hyaluronic acid (HA) in early knee osteoarthritis. *Musculoskelet Surg. 2016 Sep.*

85) Roman-Blas J.A., Jimenez S.A. (2006). NF-kB as a potential therapeutic target in osteoarthritis and rheumatoid arthritis. *Osteoarthritis Cartilage,* (14), 839–848.

86) Rubio-Terres C., Moller-Parera I. (2004). Pharmacoeconomic análisis of artrosis treatment with chondroitin sulfate in comparison to NSAIDs. *Atencion farmaceutica 2004, vol. 6* (1),15-27

87) Sato T., Iwaso H. (2009). An Effectiveness study of hyaluronic acid Hyabest® (J) in the treatment of osteoarthritis of the knee on the patients in the United State. Journal New Rem & Clin. 2009, (58), 551–8.

88) Sawitzke A.D., Shi H. (2010). Clinical efficacy and safety of glucosamine, chondroitin sulphate, their combination, celecoxib or placebo taken to treat osteoarthritis of the knee: 2-year results from GAIT. *Ann Rheum Dis. 2010 Aug vol.69* (8),1459-64.

89) Shakibaei M., John T. (2007). Suppression of NF-kappaB activation by curcumin leads to inhibition of expression of cyclo-oxygenase-2 and matrix metalloproteinase-9 in human articular chondrocytes: Implications for the treatment of osteoarthritis. *Biochem Pharmacol. 2007 May* (9), 1434-45.

90) Simopoulos A.P. (2007). Omega-3 fatty acids in inflammation and autoimmune diseases. *J Am Coll Nutr 2002* (216), 495-505.

91) Singh J.A., Noorbaloochi S., (2015). Chondroitin for osteoarthritis. *Cochrane Database Syst Rev. 2015* (1), CD005614.

92) Souich P., Garcia A.G. (2009). Immunomodulatory and anti-inflammatory effects of chondroitin sulphate. *J Cell Mol Med. 2009* (8A), 1451–63.

93) Stoll A.L., Damico K.E. (2001). Methodological considerations in clinical studies of omega 3 fatty acids in major depression and bipolar disorder. *World Rev Nutr Diet. 2001*, (88), 58-67.

94) Tat SK, Pelletier JP, (2007). Chondroitin and glucosamine sulfate in combination decrease the pro-resorptive properties of human osteoarthritis subchondral bone osteoblasts. Arthritis Res Ther. 2007;9:R117.

95) Terencio M.C., Ferrándiz M.L. (2016). Chondroprotective effects of the combination chondroitin sulfate-glucosamine in a model of osteoarthritis induced by anterior cruciate ligament transection in ovariectomised rats. *Biomed Pharmacother. 2016 Apr*, (79), 120-8.

96) Trč T., Bohmová J. (2011). Efficacy and tolerance of enzymatic hydrolysed collagen vs. glucosamine sulphate in the treatment of knee osteoarthritis. *Int Orthop. 2011 Mar, vol.35* (3), 341–348.

97) Tsao Y.T., Shih Y.Y. (2017). Knockdown of SLC41A1 magnesium transporter promotes mineralization and attenuates magnesium inhibition during osteogenesis of mesenchymal stromal cells. *Stem Cell Res Ther. 2017 Feb vol.28* (1), 39.

98) Uebelhart D., Malaise M. (2004). Intermittent treatment of knee osteoarthritis with oral chondroitin sulfate: A one-year, randomized, double-blind, multicenter study versus placebo. *Osteoarthritis and Cartilage 2004, vol.12* (4), 269-276.

99) Valenzuela R., Tapia G. (2011). Ácidos grasos omega-3 (EPA y DHA) y su aplicación en diversas situaciones clínicas. *Rev Chil Nutr Vol.38* (3), 356-367.

100)Wandel S., Jüni P. (2010). Effects of glucosamine, chondroitin, or placebo in patients with osteoarthritis of hip or knee: network meta-analysis. *BMJ 2010*, (341), 4675.

101)Yousef A.A., Al-deeb A.E. (2013). A double-blinded randomised controlled study of the value of sequential intravenous and oral magnesium therapy in patients with chronic low back pain with a neuropathic component. *Anaesthesia. 2013 Mar, vol.68* (3), 260-6.

102)Zdzieblik D., Oesser E. (2015). Collagen peptide supplementation in combination with resistance training improves body composition and increases muscle strength in elderly sarcopenic men: a randomised controlled trial. *Br Journal Nutrition 2015 Oct, vol.114* (8), 1237–1245.

103)Zeghichi-Hamri S., De Lorgeril M. (2010). Protective effect of dietary n-3 polyunsaturated fatty acids on myocardial resistance to ischemia-reperfusion injury in rats. *Nutr Res 2010* (30), 849-57.

104)Zeng C., Li Y. (2016). Analgesic effect and safety of single-dose intra-articular magnesium after arthroscopic surgery: a systematic review and meta-analysis. *Sci Rep. 2016* (6), 38024.

105)Zhang D., Huang C. (2011). Antifibrotic effects of curcumin are associated with overexpression of cathepsins K and L in bleomycin treated mice and human fibroblasts.. *Respir Res. 2011 Nov* (12) 154.

106) Zhang F., Altorki N.K. (1999). Curcumin inhibits cyclooxygenase-2 transcription in bile acid and phorbol ester treated human gastrointestinal epithelial cells. *Carcinogenesis, vol.20* (3), 445-451.

GLOSARIO

❖ ***Alimentos fortificados***, también conocidos como enriquecidos, son aquellos alimentos que se modifican químicamente para aportar al consumidor una determinada sustancia beneficiosa (teóricamente) para la salud, aparte de los nutrientes de los que dispone el alimento de forma natural.

❖ ***Apoptosis.*** La apoptosis es una vía de destrucción o muerte celular programada o provocada por el mismo organismo, con el fin de controlar su desarrollo y crecimiento, puede ser de naturaleza fisiológica y está desencadenada por señales celulares controladas genéticamente.

❖ ***Ciclooxigenasa (COX).*** También llamada prostaglandina-endoperóxido sintasa, es una enzima que permite al organismo producir unas sustancias llamadas prostaglandinas a partir del ácido araquidónico.

❖ ***Escala de valoración de la artrosis de Kellgren y Lawrence.*** Clasificación radiológica de la artosis. http://www.tecnicosradiologia.com/2012/10/clasificacion-radiologica-de-la.html

❖ ***Especies reactivas de oxígeno (ROS),*** incluyen iones de oxígeno, radicales libres y peróxidos tanto inorgánicos como orgánicos. Son generalmente moléculas muy pequeñas altamente reactivas debido a la presencia de una capa de electrones de valencia no apareada. Estas especies se forman de manera natural como subproducto del metabolismo normal del oxígeno y tienen un importante papel en la señalización celular.

❖ **_Factor de necrosis tumoral alfa (TNF-α),_** es una proteína del grupo de las citocinas liberadas por las células del sistema inmunitario que interviene en la inflamación, la apoptosis y la destrucción articular secundarias a la artritis reumatoide, así como en otras patologías.

❖ **_Homeostasis_**. La homeostasis es una propiedad de los organismos que consiste en su capacidad de mantener una condición interna estable compensando los cambios en su entorno mediante el intercambio regulado de materia y energía con el exterior (metabolismo). Se trata de una forma de equilibrio dinámico que se hace posible gracias a una red de sistemas de control realimentados que constituyen los mecanismos de autorregulación de los seres vivos

❖ **_Humor vítreo_**. El humor vítreo es un líquido gelatinoso y transparente que rellena el espacio comprendido entre la superficie interna de la retina y la cara posterior del cristalino, es más denso que el humor acuoso, el cual se encuentra en el espacio existente entre el cristalino y la córnea. Mantiene la forma de globo ocular.

❖ **_Interleucina (IL),_** son un conjunto de citocinas (proteínas que actúan como mensajeros químicos a corta distancia) que son sintetizadas principalmente por los leucocitos, aunque en algún caso también pueden intervenir células endoteliales o del estroma del timo o de la médula ósea. Su principal función es regular los eventos que atañen a las funciones de estas poblaciones de células del sistema inmunitario.

❖ *Células madre mesenquimales (MSCs)*, también conocidas como células madre estromales (del inglés *Mesenchymal Stem Cells o Mesenchymal Stromal Cells)*, son células multipotenciales primitivas, con morfología fibroblastoide, originadas a partir de la capa germinal mesodermal, con la capacidad de diferenciarse en diversos tipos de células,1 18 incluyendo osteocitos (células óseas), condrocitos (células del cartílago), adipocitos (células grasas),hemocitoblastos, mastocitos,fibroblastos tanto in vivo como in vitro.

❖ *Leucotrienos B (LTB).* Los leucotrienos son eicosanoides derivados de lípidos de membrana que se sintetizan a partir de ácido araquidónico. Son producidos por leucocitos y su principal función es la de participar como mediadores de la inflamación.

❖ *Líquido Sinovial*, es un fluido viscoso y claro que se encuentra en las articulaciones. Tiene la consistencia de la clara de huevo. Su composición es la de un ultrafiltrado del plasma, con la misma composición iónica. El líquido contiene pocas proteínas y células pero es rico en ácido hialurónico sintetizado por los sinoviocitos de tipo b. El líquido sinovial reduce la fricción entre los cartílagos y otros tejidos en las articulaciones para lubricarlas y acolcharlas durante el movimiento.

❖ *Osteomalacia.* Es una enfermedad que afecta al hueso y se caracteriza porque este se encuentra desmineralizado. La causa más frecuente es un déficit de vitamina D. Cuando la osteomalacia afecta a niños se denomina raquitismo.

❖ *Óxido nítrico sintetasa inducible (iNOS),* es una oxidorreductasa responsable de la síntesis de óxido nítrico a partir del átomo terminal de nitrógeno de la L-arginina en presencia de NADPH (nicotinamida-adenín-dinucleótido fosfato reducido) y dioxígeno (O2). La activación del NOS dependiente de NF-kB apoya la idea de una estimulación de la transcripción mediada por inflamación.

❖ *Péptido.* Compuesto formado por un número determinado de aminoácidos.

❖ *Prostaglandina (PG),* son un conjunto de sustancias de carácter lipídico derivadas de los ácidos grasos de 20 carbonos (eicosanoides), que contienen un anillo ciclopentano y constituyen una familia de mediadores celulares, con efectos diversos, a menudo contrapuestos. Las prostaglandinas afectan y actúan sobre diferentes sistemas del organismo, incluyendo el sistema nervioso, el tejido liso, la sangre y el sistema reproductor

❖ *Raquitismo.* Es una enfermedad producida por una deficiencia de vitamina D. Se caracteriza por deformidades esqueléticas causadas por un descenso de la mineralización de los huesos y cartílagos debido a niveles bajos de calcio y fósforo en la sangre.

❖ *Resolvinas y protectinas* son mediadores locales derivados de los ácidos grasos poliinsaturados omega-3 tales como EPA y DHA que son generados durante la etapa de resolución espontanea y actúan localmente en sitios de inflamación

❖ *SYSADOA:* Los SYSADOA, cuyas siglas proceden del término inglés *"symptomatic slow action drug osteoarthritis",* son los fármacos capaces de modificar lentamente los síntomas de la artrosis de manera independiente a los antiinflamatorios no esteroideos (AINE), analgésicos u otras opciones terapéuticas. http://www.elsevier.es/es-revista-revista-espanola-reumatologia-29-articulo-sysadoa-revision-critica-evidencia-13071161

❖ **Tejido conjuntivo.** En histología, el tejido conjuntivo, también llamado tejido conectivo, es un conjunto heterogéneo de tejidos orgánicos que comparten un origen común a partir del mesénquima embrionario originado a partir del mesodermo. Tienen la función primordial de sostén e integración sistémica del organismo.

❖ **VAS.** Escala analógico visual del dolor. http://onlinelibrary.wiley.com/doi/10.1002/acr.20543/full

❖ **WOMAC.** Escala de valoración de artrosis de rodilla http://www.elsevier.es/es-revista-atencion-primaria-27-articulo-propiedades-metricas-del-cuestionario-womac-S0212656709002029

❖ **Zingiberaceae.** Es el nombre de una familia de plantas. Muchas especies de las zingiberáceas tienen valor etnobotánico, sea como especias (entre ellas el jengibre, Zingiber officinale, la cúrcuma, Cúrcuma longa y el cardamomo, Elettaria cardamomum) u ornamental (como Alpinia y Hedychium). Son plantas herbáceas que se caracterizan por poseer hojas dísticas, un único estambre con dos tecas, y un labelo petaloide derivado de dos estaminodios.

Printed in Dunstable, United Kingdom